Blood Glucose Log Book

Diabetes 3 Year record book for blood sugar and insulin

Date	Insulin Injections				Blood Glucose Reading								
	Units Given				Breakfast		Lunch		Dinner		Before Bed		Notes
	Breakfast	Lunch	Dinner	Bedtime	Before	After	Before	After	Before	After	Before	After	changes etc.
Monday													
Tuesday													
Wednesday													
Thursday													
Friday													
Saturday													
Sunday													

Vincent Van Gouache

Copyright 2017
All rights reserved

Berhampore Press

BerhamporePress@gmail.com

ISBN-13:
978-1542914666

ISBN-10:
1542914663

| Week Beginning | Insulin Injections ||||| Blood Glucose Readings |||||||||
| | Units Given |||| Breakfast || Lunch || Dinner || Before Bed || Notes |
	Breakfast	Lunch	Dinner	Bedtime	Before	After	Before	After	Before	After	Before	After	Changes etc.
Monday													
Tuesday													
Wednesday													
Thursday													
Friday													
Saturday													
Sunday													

| Week Beginning | Insulin Injections ||||| Blood Glucose Readings |||||||||
| | Units Given |||| Breakfast || Lunch || Dinner || Before Bed || Notes |
	Breakfast	Lunch	Dinner	Bedtime	Before	After	Before	After	Before	After	Before	After	Changes etc.
Monday													
Tuesday													
Wednesday													
Thursday													
Friday													
Saturday													
Sunday													

Week Beginning

Insulin Injections

	Units Given			
	Breakfast	Lunch	Dinner	Bedtime
Monday				
Tuesday				
Wednesday				
Thursday				
Friday				
Saturday				
Sunday				

Blood Glucose Readings

	Breakfast		Lunch		Dinner		Before Bed		Notes
	Before	After	Before	After	Before	After	Before	After	Changes etc.
Monday									
Tuesday									
Wednesday									
Thursday									
Friday									
Saturday									
Sunday									

Week Beginning

Insulin Injections

	Units Given			
	Breakfast	Lunch	Dinner	Bedtime
Monday				
Tuesday				
Wednesday				
Thursday				
Friday				
Saturday				
Sunday				

Blood Glucose Readings

	Breakfast		Lunch		Dinner		Before Bed		Notes
	Before	After	Before	After	Before	After	Before	After	Changes etc.
Monday									
Tuesday									
Wednesday									
Thursday									
Friday									
Saturday									
Sunday									

Week Beginning	Insulin Injections					Blood Glucose Readings								Notes
	Units Given				Breakfast		Lunch		Dinner		Before Bed		
	Breakfast	Lunch	Dinner	Bedtime	Before	After	Before	After	Before	After	Before	After	Changes etc.
Monday													
Tuesday													
Wednesday													
Thursday													
Friday													
Saturday													
Sunday													

Week Beginning	Insulin Injections					Blood Glucose Readings								Notes
	Units Given				Breakfast		Lunch		Dinner		Before Bed		
	Breakfast	Lunch	Dinner	Bedtime	Before	After	Before	After	Before	After	Before	After	Changes etc.
Monday													
Tuesday													
Wednesday													
Thursday													
Friday													
Saturday													
Sunday													

Week Beginning

| | Insulin Injections ||||| Blood Glucose Readings |||||||||
| | Units Given |||| | Breakfast || Lunch || Dinner || Before Bed || Notes |
	Breakfast	Lunch	Dinner	Bedtime		Before	After	Before	After	Before	After	Before	After	Changes etc.
Monday														
Tuesday														
Wednesday														
Thursday														
Friday														
Saturday														
Sunday														

Week Beginning

| | Insulin Injections ||||| Blood Glucose Readings |||||||||
| | Units Given |||| | Breakfast || Lunch || Dinner || Before Bed || Notes |
	Breakfast	Lunch	Dinner	Bedtime		Before	After	Before	After	Before	After	Before	After	Changes etc.
Monday														
Tuesday														
Wednesday														
Thursday														
Friday														
Saturday														
Sunday														

Week Beginning	Insulin Injections					Blood Glucose Readings								Notes
	Units Given					Breakfast		Lunch		Dinner		Before Bed		Changes etc.
	Breakfast	Lunch	Dinner	Bedtime	Before	After	Before	After	Before	After	Before	After	
Monday													
Tuesday													
Wednesday													
Thursday													
Friday													
Saturday													
Sunday													

Week Beginning	Insulin Injections					Blood Glucose Readings								Notes
	Units Given					Breakfast		Lunch		Dinner		Before Bed		Changes etc.
	Breakfast	Lunch	Dinner	Bedtime	Before	After	Before	After	Before	After	Before	After	
Monday													
Tuesday													
Wednesday													
Thursday													
Friday													
Saturday													
Sunday													

Week Beginning	Insulin Injections					Blood Glucose Readings								Notes
	Units Given				Breakfast		Lunch		Dinner		Before Bed		Changes etc.
	Breakfast	Lunch	Dinner	Bedtime	Before	After	Before	After	Before	After	Before	After	
Monday													
Tuesday													
Wednesday													
Thursday													
Friday													
Saturday													
Sunday													

Week Beginning	Insulin Injections					Blood Glucose Readings								Notes
	Units Given				Breakfast		Lunch		Dinner		Before Bed		Changes etc.
	Breakfast	Lunch	Dinner	Bedtime	Before	After	Before	After	Before	After	Before	After	
Monday													
Tuesday													
Wednesday													
Thursday													
Friday													
Saturday													
Sunday													

Week Beginning	Insulin Injections					Blood Glucose Readings								Notes
	Units Given					Breakfast		Lunch		Dinner		Before Bed		
	Breakfast	Lunch	Dinner	Bedtime		Before	After	Before	After	Before	After	Before	After	Changes etc.
Monday														
Tuesday														
Wednesday														
Thursday														
Friday														
Saturday														
Sunday														

Week Beginning	Insulin Injections					Blood Glucose Readings								Notes
	Units Given					Breakfast		Lunch		Dinner		Before Bed		
	Breakfast	Lunch	Dinner	Bedtime		Before	After	Before	After	Before	After	Before	After	Changes etc.
Monday														
Tuesday														
Wednesday														
Thursday														
Friday														
Saturday														
Sunday														

Week Beginning	Insulin Injections					Blood Glucose Readings								
	Units Given					Breakfast		Lunch		Dinner		Before Bed		Notes
	Breakfast	Lunch	Dinner	Bedtime		Before	After	Before	After	Before	After	Before	After	Changes etc.
Monday														
Tuesday														
Wednesday														
Thursday														
Friday														
Saturday														
Sunday														

Week Beginning	Insulin Injections					Blood Glucose Readings								
	Units Given					Breakfast		Lunch		Dinner		Before Bed		Notes
	Breakfast	Lunch	Dinner	Bedtime		Before	After	Before	After	Before	After	Before	After	Changes etc.
Monday														
Tuesday														
Wednesday														
Thursday														
Friday														
Saturday														
Sunday														

Week Beginning	Insulin Injections				Blood Glucose Readings								Notes
	Units Given				Breakfast		Lunch		Dinner		Before Bed		
	Breakfast	Lunch	Dinner	Bedtime	Before	After	Before	After	Before	After	Before	After	Changes etc.
Monday													
Tuesday													
Wednesday													
Thursday													
Friday													
Saturday													
Sunday													

Week Beginning	Insulin Injections				Blood Glucose Readings								Notes
	Units Given				Breakfast		Lunch		Dinner		Before Bed		
	Breakfast	Lunch	Dinner	Bedtime	Before	After	Before	After	Before	After	Before	After	Changes etc.
Monday													
Tuesday													
Wednesday													
Thursday													
Friday													
Saturday													
Sunday													

Week Beginning:

	Insulin Injections					Blood Glucose Readings								
	Units Given				Breakfast		Lunch		Dinner		Before Bed		Notes
	Breakfast	Lunch	Dinner	Bedtime	Before	After	Before	After	Before	After	Before	After	Changes etc.
Monday													
Tuesday													
Wednesday													
Thursday													
Friday													
Saturday													
Sunday													

Week Beginning:

	Insulin Injections					Blood Glucose Readings								
	Units Given				Breakfast		Lunch		Dinner		Before Bed		Notes
	Breakfast	Lunch	Dinner	Bedtime	Before	After	Before	After	Before	After	Before	After	Changes etc.
Monday													
Tuesday													
Wednesday													
Thursday													
Friday													
Saturday													
Sunday													

Week Beginning

	Insulin Injections					Blood Glucose Readings								Notes
	Units Given					Breakfast		Lunch		Dinner		Before Bed		Changes etc.
	Breakfast	Lunch	Dinner	Bedtime		Before	After	Before	After	Before	After	Before	After	
Monday														
Tuesday														
Wednesday														
Thursday														
Friday														
Saturday														
Sunday														

Week Beginning

	Insulin Injections					Blood Glucose Readings								Notes
	Units Given					Breakfast		Lunch		Dinner		Before Bed		Changes etc.
	Breakfast	Lunch	Dinner	Bedtime		Before	After	Before	After	Before	After	Before	After	
Monday														
Tuesday														
Wednesday														
Thursday														
Friday														
Saturday														
Sunday														

Week Beginning	Insulin Injections					Blood Glucose Readings								
	Units Given					Breakfast		Lunch		Dinner		Before Bed		Notes
	Breakfast	Lunch	Dinner	Bedtime		Before	After	Before	After	Before	After	Before	After	Changes etc.
Monday														
Tuesday														
Wednesday														
Thursday														
Friday														
Saturday														
Sunday														

Week Beginning	Insulin Injections					Blood Glucose Readings								
	Units Given					Breakfast		Lunch		Dinner		Before Bed		Notes
	Breakfast	Lunch	Dinner	Bedtime		Before	After	Before	After	Before	After	Before	After	Changes etc.
Monday														
Tuesday														
Wednesday														
Thursday														
Friday														
Saturday														
Sunday														

Week Beginning	Insulin Injections					Blood Glucose Readings								
	Units Given					Breakfast		Lunch		Dinner		Before Bed		Notes
	Breakfast	Lunch	Dinner	Bedtime		Before	After	Before	After	Before	After	Before	After	Changes etc.
Monday														
Tuesday														
Wednesday														
Thursday														
Friday														
Saturday														
Sunday														

Week Beginning	Insulin Injections					Blood Glucose Readings								
	Units Given					Breakfast		Lunch		Dinner		Before Bed		Notes
	Breakfast	Lunch	Dinner	Bedtime		Before	After	Before	After	Before	After	Before	After	Changes etc.
Monday														
Tuesday														
Wednesday														
Thursday														
Friday														
Saturday														
Sunday														

Week Beginning

	Insulin Injections				Blood Glucose Readings								Notes
	Units Given				Breakfast		Lunch		Dinner		Before Bed		
	Breakfast	Lunch	Dinner	Bedtime	Before	After	Before	After	Before	After	Before	After	Changes etc.
Monday													
Tuesday													
Wednesday													
Thursday													
Friday													
Saturday													
Sunday													

Week Beginning

	Insulin Injections				Blood Glucose Readings								Notes
	Units Given				Breakfast		Lunch		Dinner		Before Bed		
	Breakfast	Lunch	Dinner	Bedtime	Before	After	Before	After	Before	After	Before	After	Changes etc.
Monday													
Tuesday													
Wednesday													
Thursday													
Friday													
Saturday													
Sunday													

Week Beginning

	Insulin Injections				Blood Glucose Readings								Notes
	Units Given				Breakfast		Lunch		Dinner		Before Bed		
	Breakfast	Lunch	Dinner	Bedtime	Before	After	Before	After	Before	After	Before	After	Changes etc.
Monday													
Tuesday													
Wednesday													
Thursday													
Friday													
Saturday													
Sunday													

Week Beginning

	Insulin Injections				Blood Glucose Readings								Notes
	Units Given				Breakfast		Lunch		Dinner		Before Bed		
	Breakfast	Lunch	Dinner	Bedtime	Before	After	Before	After	Before	After	Before	After	Changes etc.
Monday													
Tuesday													
Wednesday													
Thursday													
Friday													
Saturday													
Sunday													

Week Beginning	Insulin Injections					Blood Glucose Readings								Notes
	Units Given					Breakfast		Lunch		Dinner		Before Bed		
	Breakfast	Lunch	Dinner	Bedtime		Before	After	Before	After	Before	After	Before	After	Changes etc.
Monday														
Tuesday														
Wednesday														
Thursday														
Friday														
Saturday														
Sunday														

Week Beginning	Insulin Injections					Blood Glucose Readings								Notes
	Units Given					Breakfast		Lunch		Dinner		Before Bed		
	Breakfast	Lunch	Dinner	Bedtime		Before	After	Before	After	Before	After	Before	After	Changes etc.
Monday														
Tuesday														
Wednesday														
Thursday														
Friday														
Saturday														
Sunday														

Week Beginning

	Insulin Injections					Blood Glucose Readings								Notes
	Units Given				Breakfast		Lunch		Dinner		Before Bed		
	Breakfast	Lunch	Dinner	Bedtime	Before	After	Before	After	Before	After	Before	After	Changes etc.
Monday													
Tuesday													
Wednesday													
Thursday													
Friday													
Saturday													
Sunday													

Week Beginning

	Insulin Injections					Blood Glucose Readings								Notes
	Units Given				Breakfast		Lunch		Dinner		Before Bed		
	Breakfast	Lunch	Dinner	Bedtime	Before	After	Before	After	Before	After	Before	After	Changes etc.
Monday													
Tuesday													
Wednesday													
Thursday													
Friday													
Saturday													
Sunday													

Week Beginning	Insulin Injections					Blood Glucose Readings									Notes
	Units Given					Breakfast		Lunch		Dinner		Before Bed		Changes etc.
	Breakfast	Lunch	Dinner	Bedtime		Before	After	Before	After	Before	After	Before	After	
Monday														
Tuesday														
Wednesday														
Thursday														
Friday														
Saturday														
Sunday														

Week Beginning	Insulin Injections					Blood Glucose Readings									Notes
	Units Given					Breakfast		Lunch		Dinner		Before Bed		Changes etc.
	Breakfast	Lunch	Dinner	Bedtime		Before	After	Before	After	Before	After	Before	After	
Monday														
Tuesday														
Wednesday														
Thursday														
Friday														
Saturday														
Sunday														

Week Beginning	Insulin Injections				Blood Glucose Readings								Notes
	Units Given				Breakfast		Lunch		Dinner		Before Bed		
	Breakfast	Lunch	Dinner	Bedtime	Before	After	Before	After	Before	After	Before	After	Changes etc.
Monday													
Tuesday													
Wednesday													
Thursday													
Friday													
Saturday													
Sunday													

Week Beginning	Insulin Injections				Blood Glucose Readings								Notes
	Units Given				Breakfast		Lunch		Dinner		Before Bed		
	Breakfast	Lunch	Dinner	Bedtime	Before	After	Before	After	Before	After	Before	After	Changes etc.
Monday													
Tuesday													
Wednesday													
Thursday													
Friday													
Saturday													
Sunday													

Week Beginning:

	Insulin Injections				Blood Glucose Readings								Notes
	Units Given				Breakfast		Lunch		Dinner		Before Bed		
	Breakfast	Lunch	Dinner	Bedtime	Before	After	Before	After	Before	After	Before	After	Changes etc.
Monday													
Tuesday													
Wednesday													
Thursday													
Friday													
Saturday													
Sunday													

Week Beginning:

	Insulin Injections				Blood Glucose Readings								Notes
	Units Given				Breakfast		Lunch		Dinner		Before Bed		
	Breakfast	Lunch	Dinner	Bedtime	Before	After	Before	After	Before	After	Before	After	Changes etc.
Monday													
Tuesday													
Wednesday													
Thursday													
Friday													
Saturday													
Sunday													

Week Beginning

	Insulin Injections					Blood Glucose Readings								Notes
	Units Given					Breakfast		Lunch		Dinner		Before Bed		
	Breakfast	Lunch	Dinner	Bedtime	Before	After	Before	After	Before	After	Before	After	Changes etc.
Monday													
Tuesday													
Wednesday													
Thursday													
Friday													
Saturday													
Sunday													

Week Beginning

	Insulin Injections					Blood Glucose Readings								Notes
	Units Given					Breakfast		Lunch		Dinner		Before Bed		
	Breakfast	Lunch	Dinner	Bedtime	Before	After	Before	After	Before	After	Before	After	Changes etc.
Monday													
Tuesday													
Wednesday													
Thursday													
Friday													
Saturday													
Sunday													

Week Beginning	Insulin Injections				Blood Glucose Readings								Notes
	Units Given				Breakfast		Lunch		Dinner		Before Bed		Changes etc.
	Breakfast	Lunch	Dinner	Bedtime	Before	After	Before	After	Before	After	Before	After	
Monday													
Tuesday													
Wednesday													
Thursday													
Friday													
Saturday													
Sunday													

Week Beginning	Insulin Injections				Blood Glucose Readings								Notes
	Units Given				Breakfast		Lunch		Dinner		Before Bed		Changes etc.
	Breakfast	Lunch	Dinner	Bedtime	Before	After	Before	After	Before	After	Before	After	
Monday													
Tuesday													
Wednesday													
Thursday													
Friday													
Saturday													
Sunday													

Week Beginning

	Insulin Injections				Blood Glucose Readings								Notes
	Units Given				Breakfast		Lunch		Dinner		Before Bed		
	Breakfast	Lunch	Dinner	Bedtime	Before	After	Before	After	Before	After	Before	After	Changes etc.
Monday													
Tuesday													
Wednesday													
Thursday													
Friday													
Saturday													
Sunday													

Week Beginning

	Insulin Injections				Blood Glucose Readings								Notes
	Units Given				Breakfast		Lunch		Dinner		Before Bed		
	Breakfast	Lunch	Dinner	Bedtime	Before	After	Before	After	Before	After	Before	After	Changes etc.
Monday													
Tuesday													
Wednesday													
Thursday													
Friday													
Saturday													
Sunday													

Week Beginning:

Insulin Injections

	Units Given			
	Breakfast	Lunch	Dinner	Bedtime
Monday				
Tuesday				
Wednesday				
Thursday				
Friday				
Saturday				
Sunday				

Blood Glucose Readings

	Breakfast		Lunch		Dinner		Before Bed		Notes
	Before	After	Before	After	Before	After	Before	After	Changes etc.
Monday									
Tuesday									
Wednesday									
Thursday									
Friday									
Saturday									
Sunday									

Week Beginning:

Insulin Injections

	Units Given			
	Breakfast	Lunch	Dinner	Bedtime
Monday				
Tuesday				
Wednesday				
Thursday				
Friday				
Saturday				
Sunday				

Blood Glucose Readings

	Breakfast		Lunch		Dinner		Before Bed		Notes
	Before	After	Before	After	Before	After	Before	After	Changes etc.
Monday									
Tuesday									
Wednesday									
Thursday									
Friday									
Saturday									
Sunday									

Week Beginning

	Insulin Injections					Blood Glucose Readings								
	Units Given					Breakfast		Lunch		Dinner		Before Bed		Notes
	Breakfast	Lunch	Dinner	Bedtime		Before	After	Before	After	Before	After	Before	After	Changes etc.
Monday														
Tuesday														
Wednesday														
Thursday														
Friday														
Saturday														
Sunday														

Week Beginning

	Insulin Injections					Blood Glucose Readings								
	Units Given					Breakfast		Lunch		Dinner		Before Bed		Notes
	Breakfast	Lunch	Dinner	Bedtime		Before	After	Before	After	Before	After	Before	After	Changes etc.
Monday														
Tuesday														
Wednesday														
Thursday														
Friday														
Saturday														
Sunday														

Week Beginning	Insulin Injections					Blood Glucose Readings								
	Units Given					Breakfast		Lunch		Dinner		Before Bed		Notes
	Breakfast	Lunch	Dinner	Bedtime		Before	After	Before	After	Before	After	Before	After	Changes etc.
Monday														
Tuesday														
Wednesday														
Thursday														
Friday														
Saturday														
Sunday														

Week Beginning	Insulin Injections					Blood Glucose Readings								
	Units Given					Breakfast		Lunch		Dinner		Before Bed		Notes
	Breakfast	Lunch	Dinner	Bedtime		Before	After	Before	After	Before	After	Before	After	Changes etc.
Monday														
Tuesday														
Wednesday														
Thursday														
Friday														
Saturday														
Sunday														

Week Beginning	Insulin Injections					Blood Glucose Readings								
	Units Given					Breakfast		Lunch		Dinner		Before Bed		Notes
	Breakfast	Lunch	Dinner	Bedtime		Before	After	Before	After	Before	After	Before	After	Changes etc.
Monday														
Tuesday														
Wednesday														
Thursday														
Friday														
Saturday														
Sunday														

Week Beginning	Insulin Injections					Blood Glucose Readings								
	Units Given					Breakfast		Lunch		Dinner		Before Bed		Notes
	Breakfast	Lunch	Dinner	Bedtime		Before	After	Before	After	Before	After	Before	After	Changes etc.
Monday														
Tuesday														
Wednesday														
Thursday														
Friday														
Saturday														
Sunday														

Week Beginning	Insulin Injections					Blood Glucose Readings								Notes
	Units Given					Breakfast		Lunch		Dinner		Before Bed		Changes etc.
	Breakfast	Lunch	Dinner	Bedtime		Before	After	Before	After	Before	After	Before	After	
Monday														
Tuesday														
Wednesday														
Thursday														
Friday														
Saturday														
Sunday														

Week Beginning	Insulin Injections					Blood Glucose Readings								Notes
	Units Given					Breakfast		Lunch		Dinner		Before Bed		Changes etc.
	Breakfast	Lunch	Dinner	Bedtime		Before	After	Before	After	Before	After	Before	After	
Monday														
Tuesday														
Wednesday														
Thursday														
Friday														
Saturday														
Sunday														

Week Beginning:

	Insulin Injections				Blood Glucose Readings								Notes
	Units Given				Breakfast		Lunch		Dinner		Before Bed		Changes etc.
	Breakfast	Lunch	Dinner	Bedtime	Before	After	Before	After	Before	After	Before	After	
Monday													
Tuesday													
Wednesday													
Thursday													
Friday													
Saturday													
Sunday													

Week Beginning:

	Insulin Injections				Blood Glucose Readings								Notes
	Units Given				Breakfast		Lunch		Dinner		Before Bed		Changes etc.
	Breakfast	Lunch	Dinner	Bedtime	Before	After	Before	After	Before	After	Before	After	
Monday													
Tuesday													
Wednesday													
Thursday													
Friday													
Saturday													
Sunday													

Week Beginning

	Insulin Injections					Blood Glucose Readings								
	Units Given				Breakfast		Lunch		Dinner		Before Bed		Notes
	Breakfast	Lunch	Dinner	Bedtime	Before	After	Before	After	Before	After	Before	After	Changes etc.
Monday													
Tuesday													
Wednesday													
Thursday													
Friday													
Saturday													
Sunday													

Week Beginning

	Insulin Injections					Blood Glucose Readings								
	Units Given				Breakfast		Lunch		Dinner		Before Bed		Notes
	Breakfast	Lunch	Dinner	Bedtime	Before	After	Before	After	Before	After	Before	After	Changes etc.
Monday													
Tuesday													
Wednesday													
Thursday													
Friday													
Saturday													
Sunday													

Week Beginning	Insulin Injections					Blood Glucose Readings								Notes
	Units Given					Breakfast		Lunch		Dinner		Before Bed		
	Breakfast	Lunch	Dinner	Bedtime		Before	After	Before	After	Before	After	Before	After	Changes etc.
Monday														
Tuesday														
Wednesday														
Thursday														
Friday														
Saturday														
Sunday														

Week Beginning	Insulin Injections					Blood Glucose Readings								Notes
	Units Given					Breakfast		Lunch		Dinner		Before Bed		
	Breakfast	Lunch	Dinner	Bedtime		Before	After	Before	After	Before	After	Before	After	Changes etc.
Monday														
Tuesday														
Wednesday														
Thursday														
Friday														
Saturday														
Sunday														

Week Beginning

	Insulin Injections					Blood Glucose Readings								
	Units Given					Breakfast		Lunch		Dinner		Before Bed		Notes
	Breakfast	Lunch	Dinner	Bedtime		Before	After	Before	After	Before	After	Before	After	Changes etc.
Monday														
Tuesday														
Wednesday														
Thursday														
Friday														
Saturday														
Sunday														

Week Beginning

	Insulin Injections					Blood Glucose Readings								
	Units Given					Breakfast		Lunch		Dinner		Before Bed		Notes
	Breakfast	Lunch	Dinner	Bedtime		Before	After	Before	After	Before	After	Before	After	Changes etc.
Monday														
Tuesday														
Wednesday														
Thursday														
Friday														
Saturday														
Sunday														

Week Beginning	Insulin Injections				Blood Glucose Readings									Notes
	Units Given				Breakfast		Lunch		Dinner		Before Bed		
	Breakfast	Lunch	Dinner	Bedtime	Before	After	Before	After	Before	After	Before	After	Changes etc.
Monday													
Tuesday													
Wednesday													
Thursday													
Friday													
Saturday													
Sunday													

Week Beginning	Insulin Injections				Blood Glucose Readings									Notes
	Units Given				Breakfast		Lunch		Dinner		Before Bed		
	Breakfast	Lunch	Dinner	Bedtime	Before	After	Before	After	Before	After	Before	After	Changes etc.
Monday													
Tuesday													
Wednesday													
Thursday													
Friday													
Saturday													
Sunday													

Week Beginning	Insulin Injections					Blood Glucose Readings								Notes
	Units Given					Breakfast		Lunch		Dinner		Before Bed		Changes etc.
	Breakfast	Lunch	Dinner	Bedtime		Before	After	Before	After	Before	After	Before	After	
Monday														
Tuesday														
Wednesday														
Thursday														
Friday														
Saturday														
Sunday														

Week Beginning	Insulin Injections					Blood Glucose Readings								Notes
	Units Given					Breakfast		Lunch		Dinner		Before Bed		Changes etc.
	Breakfast	Lunch	Dinner	Bedtime		Before	After	Before	After	Before	After	Before	After	
Monday														
Tuesday														
Wednesday														
Thursday														
Friday														
Saturday														
Sunday														

Week Beginning

| | Insulin Injections ||||| Blood Glucose Readings |||||||||
| | Units Given |||| | Breakfast || Lunch || Dinner || Before Bed || Notes |
	Breakfast	Lunch	Dinner	Bedtime		Before	After	Before	After	Before	After	Before	After	Changes etc.
Monday														
Tuesday														
Wednesday														
Thursday														
Friday														
Saturday														
Sunday														

Week Beginning

| | Insulin Injections ||||| Blood Glucose Readings |||||||||
| | Units Given |||| | Breakfast || Lunch || Dinner || Before Bed || Notes |
	Breakfast	Lunch	Dinner	Bedtime		Before	After	Before	After	Before	After	Before	After	Changes etc.
Monday														
Tuesday														
Wednesday														
Thursday														
Friday														
Saturday														
Sunday														

Week Beginning:

Insulin Injections

	Units Given			
	Breakfast	Lunch	Dinner	Bedtime
Monday				
Tuesday				
Wednesday				
Thursday				
Friday				
Saturday				
Sunday				

Blood Glucose Readings

	Breakfast		Lunch		Dinner		Before Bed		Notes
	Before	After	Before	After	Before	After	Before	After	Changes etc.
Monday									
Tuesday									
Wednesday									
Thursday									
Friday									
Saturday									
Sunday									

Week Beginning:

Insulin Injections

	Units Given			
	Breakfast	Lunch	Dinner	Bedtime
Monday				
Tuesday				
Wednesday				
Thursday				
Friday				
Saturday				
Sunday				

Blood Glucose Readings

	Breakfast		Lunch		Dinner		Before Bed		Notes
	Before	After	Before	After	Before	After	Before	After	Changes etc.
Monday									
Tuesday									
Wednesday									
Thursday									
Friday									
Saturday									
Sunday									

Week Beginning	Insulin Injections					Blood Glucose Readings								Notes
	Units Given					Breakfast		Lunch		Dinner		Before Bed		
	Breakfast	Lunch	Dinner	Bedtime		Before	After	Before	After	Before	After	Before	After	Changes etc.
Monday														
Tuesday														
Wednesday														
Thursday														
Friday														
Saturday														
Sunday														

Week Beginning	Insulin Injections					Blood Glucose Readings								Notes
	Units Given					Breakfast		Lunch		Dinner		Before Bed		
	Breakfast	Lunch	Dinner	Bedtime		Before	After	Before	After	Before	After	Before	After	Changes etc.
Monday														
Tuesday														
Wednesday														
Thursday														
Friday														
Saturday														
Sunday														

Week Beginning	Insulin Injections					Blood Glucose Readings								
	Units Given					Breakfast		Lunch		Dinner		Before Bed		Notes
	Breakfast	Lunch	Dinner	Bedtime		Before	After	Before	After	Before	After	Before	After	Changes etc.
Monday														
Tuesday														
Wednesday														
Thursday														
Friday														
Saturday														
Sunday														

Week Beginning	Insulin Injections					Blood Glucose Readings								
	Units Given					Breakfast		Lunch		Dinner		Before Bed		Notes
	Breakfast	Lunch	Dinner	Bedtime		Before	After	Before	After	Before	After	Before	After	Changes etc.
Monday														
Tuesday														
Wednesday														
Thursday														
Friday														
Saturday														
Sunday														

Week Beginning:

Insulin Injections

Units Given

	Breakfast	Lunch	Dinner	Bedtime
Monday				
Tuesday				
Wednesday				
Thursday				
Friday				
Saturday				
Sunday				

Blood Glucose Readings

	Breakfast Before	Breakfast After	Lunch Before	Lunch After	Dinner Before	Dinner After	Before Bed Before	Before Bed After	Notes / Changes etc.
Monday									
Tuesday									
Wednesday									
Thursday									
Friday									
Saturday									
Sunday									

Week Beginning:

Insulin Injections

Units Given

	Breakfast	Lunch	Dinner	Bedtime
Monday				
Tuesday				
Wednesday				
Thursday				
Friday				
Saturday				
Sunday				

Blood Glucose Readings

	Breakfast Before	Breakfast After	Lunch Before	Lunch After	Dinner Before	Dinner After	Before Bed Before	Before Bed After	Notes / Changes etc.
Monday									
Tuesday									
Wednesday									
Thursday									
Friday									
Saturday									
Sunday									

| Week Beginning | Insulin Injections ||||| Blood Glucose Readings |||||||||
| | Units Given |||| Breakfast || Lunch || Dinner || Before Bed || Notes |
	Breakfast	Lunch	Dinner	Bedtime	Before	After	Before	After	Before	After	Before	After	Changes etc.
Monday													
Tuesday													
Wednesday													
Thursday													
Friday													
Saturday													
Sunday													

| Week Beginning | Insulin Injections ||||| Blood Glucose Readings |||||||||
| | Units Given |||| Breakfast || Lunch || Dinner || Before Bed || Notes |
	Breakfast	Lunch	Dinner	Bedtime	Before	After	Before	After	Before	After	Before	After	Changes etc.
Monday													
Tuesday													
Wednesday													
Thursday													
Friday													
Saturday													
Sunday													

Week Beginning

| | Insulin Injections |||| Blood Glucose Readings |||||||||
| | Units Given ||| | Breakfast || Lunch || Dinner || Before Bed || Notes |
	Breakfast	Lunch	Dinner	Bedtime	Before	After	Before	After	Before	After	Before	After	Changes etc.
Monday													
Tuesday													
Wednesday													
Thursday													
Friday													
Saturday													
Sunday													

Week Beginning

| | Insulin Injections |||| Blood Glucose Readings |||||||||
| | Units Given ||| | Breakfast || Lunch || Dinner || Before Bed || Notes |
	Breakfast	Lunch	Dinner	Bedtime	Before	After	Before	After	Before	After	Before	After	Changes etc.
Monday													
Tuesday													
Wednesday													
Thursday													
Friday													
Saturday													
Sunday													

Week Beginning	Insulin Injections				Blood Glucose Readings								Notes
	Units Given				Breakfast		Lunch		Dinner		Before Bed		Changes etc.
	Breakfast	Lunch	Dinner	Bedtime	Before	After	Before	After	Before	After	Before	After	
Monday													
Tuesday													
Wednesday													
Thursday													
Friday													
Saturday													
Sunday													

Week Beginning	Insulin Injections				Blood Glucose Readings								Notes
	Units Given				Breakfast		Lunch		Dinner		Before Bed		Changes etc.
	Breakfast	Lunch	Dinner	Bedtime	Before	After	Before	After	Before	After	Before	After	
Monday													
Tuesday													
Wednesday													
Thursday													
Friday													
Saturday													
Sunday													

Week Beginning	Insulin Injections					Blood Glucose Readings								Notes
	Units Given					Breakfast		Lunch		Dinner		Before Bed		
	Breakfast	Lunch	Dinner	Bedtime		Before	After	Before	After	Before	After	Before	After	Changes etc.
Monday														
Tuesday														
Wednesday														
Thursday														
Friday														
Saturday														
Sunday														

Week Beginning	Insulin Injections					Blood Glucose Readings								Notes
	Units Given					Breakfast		Lunch		Dinner		Before Bed		
	Breakfast	Lunch	Dinner	Bedtime		Before	After	Before	After	Before	After	Before	After	Changes etc.
Monday														
Tuesday														
Wednesday														
Thursday														
Friday														
Saturday														
Sunday														

Week Beginning	Insulin Injections				Blood Glucose Readings								Notes
	Units Given				Breakfast		Lunch		Dinner		Before Bed		Changes etc.
	Breakfast	Lunch	Dinner	Bedtime	Before	After	Before	After	Before	After	Before	After	
Monday													
Tuesday													
Wednesday													
Thursday													
Friday													
Saturday													
Sunday													

Week Beginning	Insulin Injections				Blood Glucose Readings								Notes
	Units Given				Breakfast		Lunch		Dinner		Before Bed		Changes etc.
	Breakfast	Lunch	Dinner	Bedtime	Before	After	Before	After	Before	After	Before	After	
Monday													
Tuesday													
Wednesday													
Thursday													
Friday													
Saturday													
Sunday													

Week Beginning	Insulin Injections				Blood Glucose Readings								
	Units Given				Breakfast		Lunch		Dinner		Before Bed		Notes
	Breakfast	Lunch	Dinner	Bedtime	Before	After	Before	After	Before	After	Before	After	Changes etc.
Monday													
Tuesday													
Wednesday													
Thursday													
Friday													
Saturday													
Sunday													

Week Beginning	Insulin Injections				Blood Glucose Readings								
	Units Given				Breakfast		Lunch		Dinner		Before Bed		Notes
	Breakfast	Lunch	Dinner	Bedtime	Before	After	Before	After	Before	After	Before	After	Changes etc.
Monday													
Tuesday													
Wednesday													
Thursday													
Friday													
Saturday													
Sunday													

Week Beginning

	Insulin Injections					Blood Glucose Readings								
	Units Given					Breakfast		Lunch		Dinner		Before Bed		Notes
	Breakfast	Lunch	Dinner	Bedtime		Before	After	Before	After	Before	After	Before	After	Changes etc.
Monday														
Tuesday														
Wednesday														
Thursday														
Friday														
Saturday														
Sunday														

Week Beginning

	Insulin Injections					Blood Glucose Readings								
	Units Given					Breakfast		Lunch		Dinner		Before Bed		Notes
	Breakfast	Lunch	Dinner	Bedtime		Before	After	Before	After	Before	After	Before	After	Changes etc.
Monday														
Tuesday														
Wednesday														
Thursday														
Friday														
Saturday														
Sunday														

Week Beginning:

| | Insulin Injections |||| Blood Glucose Readings |||||||| Notes |
| | Units Given |||| Breakfast || Lunch || Dinner || Before Bed | |
	Breakfast	Lunch	Dinner	Bedtime	Before	After	Before	After	Before	After	Before	After	Changes etc.
Monday													
Tuesday													
Wednesday													
Thursday													
Friday													
Saturday													
Sunday													

Week Beginning:

| | Insulin Injections |||| Blood Glucose Readings |||||||| Notes |
| | Units Given |||| Breakfast || Lunch || Dinner || Before Bed | |
	Breakfast	Lunch	Dinner	Bedtime	Before	After	Before	After	Before	After	Before	After	Changes etc.
Monday													
Tuesday													
Wednesday													
Thursday													
Friday													
Saturday													
Sunday													

| Week Beginning | Insulin Injections ||||| Blood Glucose Readings |||||||||
| | Units Given |||| | Breakfast || Lunch || Dinner || Before Bed || Notes |
	Breakfast	Lunch	Dinner	Bedtime	Before	After	Before	After	Before	After	Before	After	Changes etc.
Monday													
Tuesday													
Wednesday													
Thursday													
Friday													
Saturday													
Sunday													

| Week Beginning | Insulin Injections ||||| Blood Glucose Readings |||||||||
| | Units Given |||| | Breakfast || Lunch || Dinner || Before Bed || Notes |
	Breakfast	Lunch	Dinner	Bedtime	Before	After	Before	After	Before	After	Before	After	Changes etc.
Monday													
Tuesday													
Wednesday													
Thursday													
Friday													
Saturday													
Sunday													

Week Beginning:

| | Insulin Injections |||| Blood Glucose Readings |||||||| Notes |
| | Units Given |||| Breakfast || Lunch || Dinner || Before Bed || |
	Breakfast	Lunch	Dinner	Bedtime	Before	After	Before	After	Before	After	Before	After	Changes etc.
Monday													
Tuesday													
Wednesday													
Thursday													
Friday													
Saturday													
Sunday													

Week Beginning:

| | Insulin Injections |||| Blood Glucose Readings |||||||| Notes |
| | Units Given |||| Breakfast || Lunch || Dinner || Before Bed || |
	Breakfast	Lunch	Dinner	Bedtime	Before	After	Before	After	Before	After	Before	After	Changes etc.
Monday													
Tuesday													
Wednesday													
Thursday													
Friday													
Saturday													
Sunday													

Week Beginning

Insulin Injections

	Units Given			
	Breakfast	Lunch	Dinner	Bedtime
Monday				
Tuesday				
Wednesday				
Thursday				
Friday				
Saturday				
Sunday				

Blood Glucose Readings

	Breakfast		Lunch		Dinner		Before Bed		Notes
	Before	After	Before	After	Before	After	Before	After	Changes etc.
Monday									
Tuesday									
Wednesday									
Thursday									
Friday									
Saturday									
Sunday									

Week Beginning

Insulin Injections

	Units Given			
	Breakfast	Lunch	Dinner	Bedtime
Monday				
Tuesday				
Wednesday				
Thursday				
Friday				
Saturday				
Sunday				

Blood Glucose Readings

	Breakfast		Lunch		Dinner		Before Bed		Notes
	Before	After	Before	After	Before	After	Before	After	Changes etc.
Monday									
Tuesday									
Wednesday									
Thursday									
Friday									
Saturday									
Sunday									

Week Beginning:

	Insulin Injections			Blood Glucose Readings								Notes
	Units Given			Breakfast		Lunch		Dinner		Before Bed		
	Breakfast	Lunch	Dinner	Bedtime	Before	After	Before	After	Before	After	Before	After	Changes etc.
Monday													
Tuesday													
Wednesday													
Thursday													
Friday													
Saturday													
Sunday													

Week Beginning:

	Insulin Injections			Blood Glucose Readings								Notes
	Units Given			Breakfast		Lunch		Dinner		Before Bed		
	Breakfast	Lunch	Dinner	Bedtime	Before	After	Before	After	Before	After	Before	After	Changes etc.
Monday													
Tuesday													
Wednesday													
Thursday													
Friday													
Saturday													
Sunday													

Week Beginning

| | Insulin Injections ||||| Blood Glucose Readings |||||||||
| | Units Given |||| Breakfast || Lunch || Dinner || Before Bed || Notes |
	Breakfast	Lunch	Dinner	Bedtime	Before	After	Before	After	Before	After	Before	After	Changes etc.
Monday													
Tuesday													
Wednesday													
Thursday													
Friday													
Saturday													
Sunday													

Week Beginning

| | Insulin Injections ||||| Blood Glucose Readings |||||||||
| | Units Given |||| Breakfast || Lunch || Dinner || Before Bed || Notes |
	Breakfast	Lunch	Dinner	Bedtime	Before	After	Before	After	Before	After	Before	After	Changes etc.
Monday													
Tuesday													
Wednesday													
Thursday													
Friday													
Saturday													
Sunday													

Week Beginning

	Insulin Injections				Blood Glucose Readings								Notes
	Units Given					Breakfast		Lunch		Dinner		Before Bed	
	Breakfast	Lunch	Dinner	Bedtime	Before	After	Before	After	Before	After	Before	After	Changes etc.
Monday													
Tuesday													
Wednesday													
Thursday													
Friday													
Saturday													
Sunday													

Week Beginning

	Insulin Injections				Blood Glucose Readings								Notes
	Units Given					Breakfast		Lunch		Dinner		Before Bed	
	Breakfast	Lunch	Dinner	Bedtime	Before	After	Before	After	Before	After	Before	After	Changes etc.
Monday													
Tuesday													
Wednesday													
Thursday													
Friday													
Saturday													
Sunday													

Week Beginning	Insulin Injections				Blood Glucose Readings								Notes
	Units Given				Breakfast		Lunch		Dinner		Before Bed		Changes etc.
	Breakfast	Lunch	Dinner	Bedtime	Before	After	Before	After	Before	After	Before	After	
Monday													
Tuesday													
Wednesday													
Thursday													
Friday													
Saturday													
Sunday													

Week Beginning	Insulin Injections				Blood Glucose Readings								Notes
	Units Given				Breakfast		Lunch		Dinner		Before Bed		Changes etc.
	Breakfast	Lunch	Dinner	Bedtime	Before	After	Before	After	Before	After	Before	After	
Monday													
Tuesday													
Wednesday													
Thursday													
Friday													
Saturday													
Sunday													

Week Beginning	Insulin Injections					Blood Glucose Readings									Notes
	Units Given					Breakfast		Lunch		Dinner		Before Bed		Changes etc.
	Breakfast	Lunch	Dinner	Bedtime		Before	After	Before	After	Before	After	Before	After	
Monday														
Tuesday														
Wednesday														
Thursday														
Friday														
Saturday														
Sunday														

Week Beginning	Insulin Injections					Blood Glucose Readings									Notes
	Units Given					Breakfast		Lunch		Dinner		Before Bed		Changes etc.
	Breakfast	Lunch	Dinner	Bedtime		Before	After	Before	After	Before	After	Before	After	
Monday														
Tuesday														
Wednesday														
Thursday														
Friday														
Saturday														
Sunday														

Week Beginning

Insulin Injections

	Units Given			
	Breakfast	Lunch	Dinner	Bedtime
Monday				
Tuesday				
Wednesday				
Thursday				
Friday				
Saturday				
Sunday				

Blood Glucose Readings

	Breakfast		Lunch		Dinner		Before Bed		Notes
	Before	After	Before	After	Before	After	Before	After	Changes etc.
Monday									
Tuesday									
Wednesday									
Thursday									
Friday									
Saturday									
Sunday									

Week Beginning

Insulin Injections

	Units Given			
	Breakfast	Lunch	Dinner	Bedtime
Monday				
Tuesday				
Wednesday				
Thursday				
Friday				
Saturday				
Sunday				

Blood Glucose Readings

	Breakfast		Lunch		Dinner		Before Bed		Notes
	Before	After	Before	After	Before	After	Before	After	Changes etc.
Monday									
Tuesday									
Wednesday									
Thursday									
Friday									
Saturday									
Sunday									

Week Beginning	Insulin Injections					Blood Glucose Readings									Notes
	Units Given					Breakfast		Lunch		Dinner		Before Bed		
	Breakfast	Lunch	Dinner	Bedtime		Before	After	Before	After	Before	After	Before	After	Changes etc.
Monday														
Tuesday														
Wednesday														
Thursday														
Friday														
Saturday														
Sunday														

Week Beginning	Insulin Injections					Blood Glucose Readings									Notes
	Units Given					Breakfast		Lunch		Dinner		Before Bed		
	Breakfast	Lunch	Dinner	Bedtime		Before	After	Before	After	Before	After	Before	After	Changes etc.
Monday														
Tuesday														
Wednesday														
Thursday														
Friday														
Saturday														
Sunday														

Week Beginning

	Insulin Injections				Blood Glucose Readings								Notes
	Units Given				Breakfast		Lunch		Dinner		Before Bed		Changes etc.
	Breakfast	Lunch	Dinner	Bedtime	Before	After	Before	After	Before	After	Before	After	
Monday													
Tuesday													
Wednesday													
Thursday													
Friday													
Saturday													
Sunday													

Week Beginning

	Insulin Injections				Blood Glucose Readings								Notes
	Units Given				Breakfast		Lunch		Dinner		Before Bed		Changes etc.
	Breakfast	Lunch	Dinner	Bedtime	Before	After	Before	After	Before	After	Before	After	
Monday													
Tuesday													
Wednesday													
Thursday													
Friday													
Saturday													
Sunday													

Week Beginning	Insulin Injections					Blood Glucose Readings								
	Units Given				Breakfast		Lunch		Dinner		Before Bed		Notes
	Breakfast	Lunch	Dinner	Bedtime	Before	After	Before	After	Before	After	Before	After	Changes etc.
Monday													
Tuesday													
Wednesday													
Thursday													
Friday													
Saturday													
Sunday													

Week Beginning	Insulin Injections					Blood Glucose Readings								
	Units Given				Breakfast		Lunch		Dinner		Before Bed		Notes
	Breakfast	Lunch	Dinner	Bedtime	Before	After	Before	After	Before	After	Before	After	Changes etc.
Monday													
Tuesday													
Wednesday													
Thursday													
Friday													
Saturday													
Sunday													

Week Beginning:

| | Insulin Injections |||| | Blood Glucose Readings |||||||| Notes |
| | Units Given ||||| Breakfast || Lunch || Dinner || Before Bed | |
	Breakfast	Lunch	Dinner	Bedtime		Before	After	Before	After	Before	After	Before	After	Changes etc.
Monday														
Tuesday														
Wednesday														
Thursday														
Friday														
Saturday														
Sunday														

Week Beginning:

| | Insulin Injections |||| | Blood Glucose Readings |||||||| Notes |
| | Units Given ||||| Breakfast || Lunch || Dinner || Before Bed | |
	Breakfast	Lunch	Dinner	Bedtime		Before	After	Before	After	Before	After	Before	After	Changes etc.
Monday														
Tuesday														
Wednesday														
Thursday														
Friday														
Saturday														
Sunday														

Week Beginning	Insulin Injections					Blood Glucose Readings								Notes
	Units Given					Breakfast		Lunch		Dinner		Before Bed		
	Breakfast	Lunch	Dinner	Bedtime		Before	After	Before	After	Before	After	Before	After	Changes etc.
Monday														
Tuesday														
Wednesday														
Thursday														
Friday														
Saturday														
Sunday														

Week Beginning	Insulin Injections					Blood Glucose Readings								Notes
	Units Given					Breakfast		Lunch		Dinner		Before Bed		
	Breakfast	Lunch	Dinner	Bedtime		Before	After	Before	After	Before	After	Before	After	Changes etc.
Monday														
Tuesday														
Wednesday														
Thursday														
Friday														
Saturday														
Sunday														

Week Beginning	Insulin Injections					Blood Glucose Readings								
	Units Given					Breakfast		Lunch		Dinner		Before Bed		Notes
	Breakfast	Lunch	Dinner	Bedtime		Before	After	Before	After	Before	After	Before	After	Changes etc.
Monday														
Tuesday														
Wednesday														
Thursday														
Friday														
Saturday														
Sunday														

Week Beginning	Insulin Injections					Blood Glucose Readings								
	Units Given					Breakfast		Lunch		Dinner		Before Bed		Notes
	Breakfast	Lunch	Dinner	Bedtime		Before	After	Before	After	Before	After	Before	After	Changes etc.
Monday														
Tuesday														
Wednesday														
Thursday														
Friday														
Saturday														
Sunday														

Week Beginning	Insulin Injections					Blood Glucose Readings									Notes
	Units Given					Breakfast		Lunch		Dinner		Before Bed		Changes etc.
	Breakfast	Lunch	Dinner	Bedtime		Before	After	Before	After	Before	After	Before	After	
Monday														
Tuesday														
Wednesday														
Thursday														
Friday														
Saturday														
Sunday														

Week Beginning	Insulin Injections					Blood Glucose Readings									Notes
	Units Given					Breakfast		Lunch		Dinner		Before Bed		Changes etc.
	Breakfast	Lunch	Dinner	Bedtime		Before	After	Before	After	Before	After	Before	After	
Monday														
Tuesday														
Wednesday														
Thursday														
Friday														
Saturday														
Sunday														

Week Beginning

Insulin Injections

	Units Given			
	Breakfast	Lunch	Dinner	Bedtime
Monday				
Tuesday				
Wednesday				
Thursday				
Friday				
Saturday				
Sunday				

Blood Glucose Readings

	Breakfast		Lunch		Dinner		Before Bed		Notes
	Before	After	Before	After	Before	After	Before	After	Changes etc.
Monday									
Tuesday									
Wednesday									
Thursday									
Friday									
Saturday									
Sunday									

Week Beginning

Insulin Injections

	Units Given			
	Breakfast	Lunch	Dinner	Bedtime
Monday				
Tuesday				
Wednesday				
Thursday				
Friday				
Saturday				
Sunday				

Blood Glucose Readings

	Breakfast		Lunch		Dinner		Before Bed		Notes
	Before	After	Before	After	Before	After	Before	After	Changes etc.
Monday									
Tuesday									
Wednesday									
Thursday									
Friday									
Saturday									
Sunday									

Week Beginning

| | Insulin Injections |||| Blood Glucose Readings |||||||| Notes |
| | Units Given |||| Breakfast || Lunch || Dinner || Before Bed || |
	Breakfast	Lunch	Dinner	Bedtime	Before	After	Before	After	Before	After	Before	After	Changes etc.
Monday													
Tuesday													
Wednesday													
Thursday													
Friday													
Saturday													
Sunday													

Week Beginning

| | Insulin Injections |||| Blood Glucose Readings |||||||| Notes |
| | Units Given |||| Breakfast || Lunch || Dinner || Before Bed || |
	Breakfast	Lunch	Dinner	Bedtime	Before	After	Before	After	Before	After	Before	After	Changes etc.
Monday													
Tuesday													
Wednesday													
Thursday													
Friday													
Saturday													
Sunday													

Week Beginning	Insulin Injections					Blood Glucose Readings								Notes
	Units Given				Breakfast		Lunch		Dinner		Before Bed		Changes etc.
	Breakfast	Lunch	Dinner	Bedtime	Before	After	Before	After	Before	After	Before	After	
Monday													
Tuesday													
Wednesday													
Thursday													
Friday													
Saturday													
Sunday													

Week Beginning	Insulin Injections					Blood Glucose Readings								Notes
	Units Given				Breakfast		Lunch		Dinner		Before Bed		Changes etc.
	Breakfast	Lunch	Dinner	Bedtime	Before	After	Before	After	Before	After	Before	After	
Monday													
Tuesday													
Wednesday													
Thursday													
Friday													
Saturday													
Sunday													

Week Beginning

| | Insulin Injections ||||| Blood Glucose Readings |||||||| Notes |
| | Units Given |||| | Breakfast || Lunch || Dinner || Before Bed | |
	Breakfast	Lunch	Dinner	Bedtime		Before	After	Before	After	Before	After	Before	After	Changes etc.
Monday														
Tuesday														
Wednesday														
Thursday														
Friday														
Saturday														
Sunday														

Week Beginning

| | Insulin Injections ||||| Blood Glucose Readings |||||||| Notes |
| | Units Given |||| | Breakfast || Lunch || Dinner || Before Bed | |
	Breakfast	Lunch	Dinner	Bedtime		Before	After	Before	After	Before	After	Before	After	Changes etc.
Monday														
Tuesday														
Wednesday														
Thursday														
Friday														
Saturday														
Sunday														

Week Beginning

	Insulin Injections					Blood Glucose Readings								Notes
	Units Given					Breakfast		Lunch		Dinner		Before Bed		
	Breakfast	Lunch	Dinner	Bedtime		Before	After	Before	After	Before	After	Before	After	Changes etc.
Monday														
Tuesday														
Wednesday														
Thursday														
Friday														
Saturday														
Sunday														

Week Beginning

	Insulin Injections					Blood Glucose Readings								Notes
	Units Given					Breakfast		Lunch		Dinner		Before Bed		
	Breakfast	Lunch	Dinner	Bedtime		Before	After	Before	After	Before	After	Before	After	Changes etc.
Monday														
Tuesday														
Wednesday														
Thursday														
Friday														
Saturday														
Sunday														

Week Beginning	Insulin Injections					Blood Glucose Readings								
	Units Given					Breakfast		Lunch		Dinner		Before Bed		Notes
	Breakfast	Lunch	Dinner	Bedtime		Before	After	Before	After	Before	After	Before	After	Changes etc.
Monday														
Tuesday														
Wednesday														
Thursday														
Friday														
Saturday														
Sunday														

Week Beginning	Insulin Injections					Blood Glucose Readings								
	Units Given					Breakfast		Lunch		Dinner		Before Bed		Notes
	Breakfast	Lunch	Dinner	Bedtime		Before	After	Before	After	Before	After	Before	After	Changes etc.
Monday														
Tuesday														
Wednesday														
Thursday														
Friday														
Saturday														
Sunday														

Week Beginning	Insulin Injections					Blood Glucose Readings								Notes
	Units Given					Breakfast		Lunch		Dinner		Before Bed		
	Breakfast	Lunch	Dinner	Bedtime		Before	After	Before	After	Before	After	Before	After	Changes etc.
Monday														
Tuesday														
Wednesday														
Thursday														
Friday														
Saturday														
Sunday														

Week Beginning	Insulin Injections					Blood Glucose Readings								Notes
	Units Given					Breakfast		Lunch		Dinner		Before Bed		
	Breakfast	Lunch	Dinner	Bedtime		Before	After	Before	After	Before	After	Before	After	Changes etc.
Monday														
Tuesday														
Wednesday														
Thursday														
Friday														
Saturday														
Sunday														

Week Beginning

Insulin Injections

	Units Given			
	Breakfast	Lunch	Dinner	Bedtime
Monday				
Tuesday				
Wednesday				
Thursday				
Friday				
Saturday				
Sunday				

Blood Glucose Readings

	Breakfast		Lunch		Dinner		Before Bed		Notes
	Before	After	Before	After	Before	After	Before	After	Changes etc.
Monday									
Tuesday									
Wednesday									
Thursday									
Friday									
Saturday									
Sunday									

Week Beginning

Insulin Injections

	Units Given			
	Breakfast	Lunch	Dinner	Bedtime
Monday				
Tuesday				
Wednesday				
Thursday				
Friday				
Saturday				
Sunday				

Blood Glucose Readings

	Breakfast		Lunch		Dinner		Before Bed		Notes
	Before	After	Before	After	Before	After	Before	After	Changes etc.
Monday									
Tuesday									
Wednesday									
Thursday									
Friday									
Saturday									
Sunday									

Week Beginning: _____

Insulin Injections

	Units Given			
	Breakfast	Lunch	Dinner	Bedtime
Monday				
Tuesday				
Wednesday				
Thursday				
Friday				
Saturday				
Sunday				

Blood Glucose Readings

	Breakfast		Lunch		Dinner		Before Bed		Notes
	Before	After	Before	After	Before	After	Before	After	Changes etc.
Monday									
Tuesday									
Wednesday									
Thursday									
Friday									
Saturday									
Sunday									

Week Beginning: _____

Insulin Injections

	Units Given			
	Breakfast	Lunch	Dinner	Bedtime
Monday				
Tuesday				
Wednesday				
Thursday				
Friday				
Saturday				
Sunday				

Blood Glucose Readings

	Breakfast		Lunch		Dinner		Before Bed		Notes
	Before	After	Before	After	Before	After	Before	After	Changes etc.
Monday									
Tuesday									
Wednesday									
Thursday									
Friday									
Saturday									
Sunday									

Week Beginning	Insulin Injections					Blood Glucose Readings								Notes
	Units Given					Breakfast		Lunch		Dinner		Before Bed	
	Breakfast	Lunch	Dinner	Bedtime		Before	After	Before	After	Before	After	Before	After	Changes etc.
Monday													
Tuesday													
Wednesday													
Thursday													
Friday													
Saturday													
Sunday													

Week Beginning	Insulin Injections					Blood Glucose Readings								Notes
	Units Given					Breakfast		Lunch		Dinner		Before Bed	
	Breakfast	Lunch	Dinner	Bedtime		Before	After	Before	After	Before	After	Before	After	Changes etc.
Monday													
Tuesday													
Wednesday													
Thursday													
Friday													
Saturday													
Sunday													

Week Beginning:

	Insulin Injections				Blood Glucose Readings								Notes
	Units Given				Breakfast		Lunch		Dinner		Before Bed		Changes etc.
	Breakfast	Lunch	Dinner	Bedtime	Before	After	Before	After	Before	After	Before	After	
Monday													
Tuesday													
Wednesday													
Thursday													
Friday													
Saturday													
Sunday													

Week Beginning:

	Insulin Injections				Blood Glucose Readings								Notes
	Units Given				Breakfast		Lunch		Dinner		Before Bed		Changes etc.
	Breakfast	Lunch	Dinner	Bedtime	Before	After	Before	After	Before	After	Before	After	
Monday													
Tuesday													
Wednesday													
Thursday													
Friday													
Saturday													
Sunday													

Week Beginning	Insulin Injections				Blood Glucose Readings								Notes
	Units Given				Breakfast		Lunch		Dinner		Before Bed	
	Breakfast	Lunch	Dinner	Bedtime	Before	After	Before	After	Before	After	Before	After	Changes etc.
Monday													
Tuesday													
Wednesday													
Thursday													
Friday													
Saturday													
Sunday													

Week Beginning	Insulin Injections				Blood Glucose Readings								Notes
	Units Given				Breakfast		Lunch		Dinner		Before Bed	
	Breakfast	Lunch	Dinner	Bedtime	Before	After	Before	After	Before	After	Before	After	Changes etc.
Monday													
Tuesday													
Wednesday													
Thursday													
Friday													
Saturday													
Sunday													

Week Beginning

| | Insulin Injections |||| Blood Glucose Readings |||||||| Notes |
| | Units Given |||| Breakfast || Lunch || Dinner || Before Bed | |
	Breakfast	Lunch	Dinner	Bedtime	Before	After	Before	After	Before	After	Before	After	Changes etc.
Monday													
Tuesday													
Wednesday													
Thursday													
Friday													
Saturday													
Sunday													

Week Beginning

| | Insulin Injections |||| Blood Glucose Readings |||||||| Notes |
| | Units Given |||| Breakfast || Lunch || Dinner || Before Bed | |
	Breakfast	Lunch	Dinner	Bedtime	Before	After	Before	After	Before	After	Before	After	Changes etc.
Monday													
Tuesday													
Wednesday													
Thursday													
Friday													
Saturday													
Sunday													

Week Beginning

| | Insulin Injections |||| Blood Glucose Readings |||||||| Notes |
| | Units Given |||| Breakfast || Lunch || Dinner || Before Bed | |
	Breakfast	Lunch	Dinner	Bedtime	Before	After	Before	After	Before	After	Before	After	Changes etc.
Monday													
Tuesday													
Wednesday													
Thursday													
Friday													
Saturday													
Sunday													

Week Beginning

| | Insulin Injections |||| Blood Glucose Readings |||||||| Notes |
| | Units Given |||| Breakfast || Lunch || Dinner || Before Bed | |
	Breakfast	Lunch	Dinner	Bedtime	Before	After	Before	After	Before	After	Before	After	Changes etc.
Monday													
Tuesday													
Wednesday													
Thursday													
Friday													
Saturday													
Sunday													

Week Beginning

Insulin Injections

	Units Given			
	Breakfast	Lunch	Dinner	Bedtime
Monday				
Tuesday				
Wednesday				
Thursday				
Friday				
Saturday				
Sunday				

Blood Glucose Readings

	Breakfast		Lunch		Dinner		Before Bed		Notes
	Before	After	Before	After	Before	After	Before	After	Changes etc.
Monday									
Tuesday									
Wednesday									
Thursday									
Friday									
Saturday									
Sunday									

Week Beginning

Insulin Injections

	Units Given			
	Breakfast	Lunch	Dinner	Bedtime
Monday				
Tuesday				
Wednesday				
Thursday				
Friday				
Saturday				
Sunday				

Blood Glucose Readings

	Breakfast		Lunch		Dinner		Before Bed		Notes
	Before	After	Before	After	Before	After	Before	After	Changes etc.
Monday									
Tuesday									
Wednesday									
Thursday									
Friday									
Saturday									
Sunday									

Week Beginning

| | Insulin Injections |||| Blood Glucose Readings |||||||
| | Units Given |||| Breakfast || Lunch || Dinner || Before Bed || Notes |
	Breakfast	Lunch	Dinner	Bedtime	Before	After	Before	After	Before	After	Before	After	Changes etc.
Monday													
Tuesday													
Wednesday													
Thursday													
Friday													
Saturday													
Sunday													

Week Beginning

| | Insulin Injections |||| Blood Glucose Readings |||||||
| | Units Given |||| Breakfast || Lunch || Dinner || Before Bed || Notes |
	Breakfast	Lunch	Dinner	Bedtime	Before	After	Before	After	Before	After	Before	After	Changes etc.
Monday													
Tuesday													
Wednesday													
Thursday													
Friday													
Saturday													
Sunday													

Week Beginning	Insulin Injections				Blood Glucose Readings								Notes
	Units Given				Breakfast		Lunch		Dinner		Before Bed		
	Breakfast	Lunch	Dinner	Bedtime	Before	After	Before	After	Before	After	Before	After	Changes etc.
Monday													
Tuesday													
Wednesday													
Thursday													
Friday													
Saturday													
Sunday													

Week Beginning	Insulin Injections				Blood Glucose Readings								Notes
	Units Given				Breakfast		Lunch		Dinner		Before Bed		
	Breakfast	Lunch	Dinner	Bedtime	Before	After	Before	After	Before	After	Before	After	Changes etc.
Monday													
Tuesday													
Wednesday													
Thursday													
Friday													
Saturday													
Sunday													

Week Beginning	Insulin Injections				Blood Glucose Readings								Notes
	Units Given				Breakfast		Lunch		Dinner		Before Bed		
	Breakfast	Lunch	Dinner	Bedtime	Before	After	Before	After	Before	After	Before	After	Changes etc.
Monday													
Tuesday													
Wednesday													
Thursday													
Friday													
Saturday													
Sunday													

Week Beginning	Insulin Injections				Blood Glucose Readings								Notes
	Units Given				Breakfast		Lunch		Dinner		Before Bed		
	Breakfast	Lunch	Dinner	Bedtime	Before	After	Before	After	Before	After	Before	After	Changes etc.
Monday													
Tuesday													
Wednesday													
Thursday													
Friday													
Saturday													
Sunday													

Printed in Japan
落丁、乱丁本のお問い合わせは
Amazon.co.jp カスタマーサービスへ